MEMENTO MNEMOTECHNIQUE

DE PATHOLOGIE

OÙ

JARDIN DES RACINES MÉDICALES.

Paris. — Impr. de MOQUET, 92, rue de la Harpe.

MEMENTO MNÉMOTECHNIQUE

DE PATHOLOGIE

OU

JARDIN DES RACINES MÉDICALES

A L'USAGE DES ÉTUDIANTS

ET DES GENS DU MONDE.

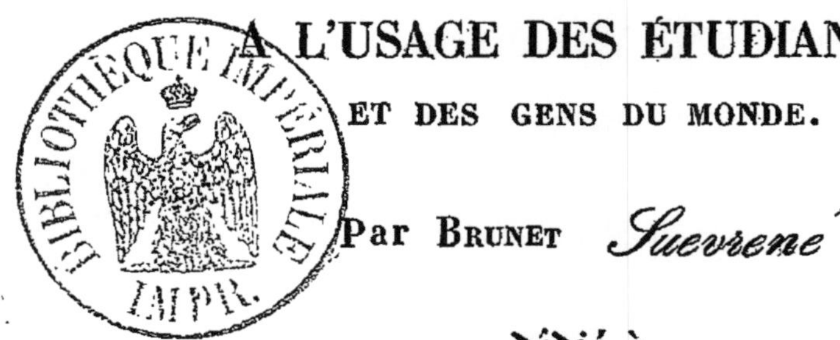

Par Brunet *Suevrene*

dédié à

M. PIORRY, PROFESSEUR A LA FACULTÉ DE PARIS

MÉDECIN EN CHEF DE LA CHARITÉ, CHEVALIER DE LA LÉGION D'HONNEUR, ETC., ETC.

PARIS,

EN VENTE CHEZ COCCOZ, LIBRAIRE,

32, RUE DE L'ÉCOLE-DE-MÉDECINE.

1855

A M. PIORRY,

mon ancien maître,

PROFESSEUR A LA FACULTÉ DE PARIS,
MÉDECIN EN CHEF DE L'HOPITAL DE LA CHARITÉ,
CHEVALIER DE LA LÉGION D'HONNEUR, ETC.

Monsieur,

S'il est d'usage de dédier ses travaux à ceux qui en peuvent mieux juger l'utilité, c'est un devoir de le faire, lorsqu'il vient s'y joindre la re-connaissance.

C'est à ce double titre, Monsieur, qu'usant de votre bienveillante autorisation, je viens vous prier publiquement d'accepter comme un hommage de ma vive gratitude la dédicace des *Racines médicales* que je place sous votre haut patronage.

Le bon accueil que vous avez accordé à cet ouvrage, lui sera d'un favorable augure, car votre opinion, en cette matière, est loi pour tous.

Daignez, Monsieur, agréer mon hommage et recevoir les sentiments respectueux avec lesquels,

J'ai l'honneur d'être,
Votre très-humble serviteur,
BRUNET *Suevrene.*

Ayant remarqué que dans les examens la difficulté est autant dans la définition et dans le diagnostic que dans la science elle-même, nous nous sommes demandés si un ouvrage technique, un memento, n'en aplanirait pas les obstacles?

Convaincu de cette vérité, nous avons entrepris cette tâche pénible ; mais avant de nous mettre à l'œuvre, nous nous sommes encore demandé s'il fallait se servir de la prose ou des vers ? Les vers nous ont paru beaucoup plus utiles, attendu que par leur rhythme, ils pénètrent plus avant dans la mémoire où ils se localisent; le souvenir des racines grecques classiques nous a naturellement conduit à cette idée. Avons-nous bien rempli notre tâche ? C'est ce que nous laissons aux lecteurs à apprécier. Nous pensons seulement qu'il voudra bien nous tenir compte des mille et une difficultés que présente une forme non encore éprouvée.

Nous avons commencé notre travail sur la pathologie par l'état du sang, parce que de même que nous le reconnaissons pour être la source de la vie nous admettons aussi que son altération est la source de la mort et antécédemment des maladies dont s'occupe *la pathologie,* puisqu'elle *est* (pour nous servir de la définition du professeur *Requin* qu'une mort récente vient d'enlever à la science, à l'humanité, à nous tous) *la science des désordres organiques et fonctionnels.*

Nous continuerons par les phlegmasies, puis par les maladies des organes de l'absorption, des appareils sécrétoires, des appareils nerveux, des organes des sens, en un mot nous traiterons de toutes les maladies du domaine de la pathologie.

Nous aurons toujours pour guides nos excellents auteurs Piorry, Andral, Gavarret, Grisolle, Paul Dubois doyen, Verneuil, Cruveilhier, Trousseau et autres émérites, les dignes successeurs des Broussais, Pinel, Chomel Bichat, Dubois père doyen, Orfila et autres qui se sont immortalisés en laissant les traces précieuses de leur intelligence sur les sentiers de la science; et surtout de Laënnec et Avenbrugger, bien qu'ils n'aient fait que soulever un coin du voile qu'il était laissé à notre éminent professeur et excellent maître Piorry de lever tout entier. Nous disons surtout parce que les renseignements exacts d'Auscultation et de Percussion fournis par une oreille et une main exercées ne tendent rien moins qu'à rendre la pathologie aussi certaine que la science chirurgicale des Denonvilliers, Laugier, Nélaton, Velpeau, Malgaigne, Jobert de Lamballe, et autres hommes distingués.

Qu'on nous pardonne notre disgression, si elle est longue, elle est due à notre respect pour le mérite, et à notre reconnaissance pour les encouragements que nous avons reçus dans notre travail.

CHAPITRE DEUXIÈME

PHLEGMASIES INFLAMMATOIRES

Définition — Siége.

Dans ces affections qu'on nomme maladies,
Qui ne vous reconnaît, brûlantes phlegmasies?
Surtout, lorsque l'on voit vos signes variés
Souvent, là, sur la peau par la rougeur tracés,

Envahir, tour-à-tour, système capillaire,

Muqueuses, parenchyme et réseau vasculaire.

Les séreuses aussi sentent votre fléau ;

Vous viciez le sang, vous le changez en eau.

CAUSES.

De leurs effets cherchez la cause véritable,

Ou dans l'excès d'amour, ou dans l'excès de table,

Au passage trop prompt du froid à la chaleur,

Thérapeutique (1ᵉʳ ordre).

HYGIÉNIQUE : Air pur, ni trop chaud, ni trop froid, diète, repos et boissons rafraîchissantes et adoucissantes.

PHARMACEUTIQUE : A l'état aigu, comme méthode générale, la méthode antiphlogistique consistant en émissions sanguines, générales et locales.

SAIGNÉES GÉNÉRALES. Elles produisent un relâchement favorable dans tout le système : — Dans les deux premiers jours, deux saignées : la première copieuse, puis quelquefois une troisième, et la nature opère la résolution.

LOCALES : Ventouses, scarifications et sangsues aux environs de l'organe affecté.

De la chaleur au froid, ou de joie à douleur ;
En un mot, cherchez-la dans chaque phénomène
Qui souffle au sang le feu, la contrainte et la gêne.

PRONOSTIC.

La peau d'un rose tendre annonce que le mal
Ne nous apporte pas un pronostic fatal ;
Foncée, il est profond ; est-elle violette ?
De gangrène il menace ; et brune ? alors, il jette
De l'affaiblissement dans la vitalité ;

TOPIQUES : Les cataplasmes émollients détendent les solides et diminuent la sensibilité ; il devrait y être suppléé, au cas où le topique irriterait, par des lotions tièdes.

Les bains entiers, les demi-bains, une vessie remplie de lait tiède sont avantageusement employés.

RÉPERCUSSIFS : s'emploient pour repousser les humeurs que l'inflammation affecte : ce sont les émollients, les anodins.

RÉVULSIFS : Leur usage a pour but d'opérer une inflammation éloignée du foyer phlegmasique par des caustiques,

Sombre ? crains le phlegmon, c'est une vérité ;

Le mal est-il aux os ? la peau devient jaunâtre ;

Les muscles sont atteints sitôt qu'elle est verdâtre.

Durée.

Ce mal, heureusement très bref dans son cours,

Offre une trinité : cinq, sept et quinze jours.

Terminaisons.

*De ses terminaisons comptons chaque nuance ;

---

pour en détruire l'irritation.

MÉDICATION : Elle a deux méthodes : *naturelle* et *perturbatrice.*

Toutes les phlegmasies-simples exigent la méthode naturelle pour ramener par les antiphlogistiques les forces à leur état normal, si elles étaient exaltées.

Mais s'il y a de l'inflammation, et qu'elle menace un organe important (on emploie la méthode *perturbatrice*), il faut la faire avorter par les perturbateurs, en irritant un organe éloigné par des applications très astringentes répercussives,

Sans période, il a fin par *délitescence ;*

Avec ou bien sans flux, par *résolution ;*

Quand le pus apparaît, par *suppuration ;*

Quand il détruit son siége, il finit par *gangrène ;*

Enfin, pour terminer le tout, sans trop de gène,

Le dernier cas advient par *induration,*

Ela cha leur s'enfuit sans résolution.

---

résolutives ou sédatives.

RÉSOLUTION : On l'obtient par les antiphlogistiques et les émollients, par des médicaments peu actifs externes ou internes. — Ces derniers comprennent les fomentations résolutives et les cataplasmes arrosés d'alcool, de vin ou liquides aromatiques.

DÉLITESCENCE : On doit généralement chercher à l'éviter, parce qu'elle peut provoquer la métastase du mal sur un organe essentiel.

SUPPURATION : On doit la provoquer, lorsqu'elle est essen-

MALADIES DE LA PEAU

PREMIER ORDRE

EXANTHÈMES

ERYTHÈMES — ÉRYSIPÈLES — ROSÉOLE — ROUGEOLE — SCARLATINE — URTICAIRE.

L'Exanthème nous vient d'ἐξανθεῖν, fleurir.

---

tielle à l'inflammation, et lorsqu'on n'a pu la résoudre ou qu'on n'est plus dans le temps de résolution, sans jamais oublier que le pus se concrète par la chaleur et les acides, et se dissout dans les alcalins.

Induration : Son mode de traitement est ordinairement

Sa rougeur sous le doigt s'enfuit pour revenir.

Ses genres à nos yeux montrent : les *erythêmes*,

Venant d'ερυθημα, rougeurs, simples, extrêmes.

Ce mal, en sa durée, est de sept ou vingt jours ;

Les fleurs-blanches, les sueurs le provoquent toujours,

Soit par stagnation ou frottement intense.

Simple, il s'en va du centre à la circonférence,

Se tache en rouge-vif par saillie ou rondeur ;

D'une brûlure éteinte, conserve la couleur ;

Noueux, Vous le voyez, en tumeur il s'allonge,

Ou bien il s'arrondit et la douleur s'y plonge,

---

controversé ; si elle a fait quelques progrès, certains prati-
ciens veulent qu'on l'abandonne aux ressources de la nature,
d'autres veulent qu'on la ramollisse pour la résoudre, par les
antiphlogistiques et les émollients.

GANGRÈNE : On doit la prévenir en augmentant la sensibilité et la chaleur de la partie qui en est affectée, par les
cataplasmes de plantes aromatiques, les décoctions de quin-
quina, alcool camphré, etc.

ERYTHÈMES : Cèdent à l'expectation ; mais les bains tiède,
les boissons acidules et les minoratifs aident favorablement.

Le gonflement a lieu sur le devant des bras,.

Vous le trouvez encor là sur les tibias ;

Enfin, *intertrigo*. C'est une déchirure

Qui naît d'un frottement, d'une sueur impure ;

L'urine bien souvent a le même produit

En séjournant par trop et le jour et la nuit.

II. Erysipèle.

Erysipèle vient d'ἐρυειν, j'attire,

Et de πελας, voisin, ce qui vraiment veut dire

Que progressivement il étend la rougeur

Noueux : Cataplasmes de fécule arrosés d'une décoction de tête de pavot, avec légère addition de sous-acétate de plomb.

Intertigo : On fait des lotions d'eau blanche, on saupoudre d'amidon ou de poudre de lycopode les points affectés qu'on sépare des parties saines avec de la charpie ou du linge très fin.

Erysipèle : Médication expectante. Si le sujet en a déjà été atteint, on favorise la circulation veineuse par la position décubitale et les boissons douces et acidules (synapismes, pédilu-

De sa pustule éparse avec vive douleur ;

Puis après vous voyez la susdite pustule

Parsemée, en son lieu se faire vésicule ;

Enfin, à son déclin, en écailles séchant,

Tomber semblablement au psoras inconstant ;

Phlegmoneux, c'est du centre à la circonférence

Qu'on le voit par abcès marquer sa décroissance ;

OEdemateux, s'il croît avec plus de lenteur,

Sa vésicule alors offre moins de grosseur ;

C'est aux extrémités qu'il vient à l'hydropique,

Aux testès à chacun, le fait est authentique.

---

ves, laxatifs) ; mais si le sujet est robuste, si la réaction fébrile est vive, émissions sanguines générales pour borner l'érysipèle. — Jamais de topiques, sinon des bains locaux prolongés à la partie malade qu'on entoure de cataplasmes de fécule de pomme de terre modérément chauds. Mais s'il est à la face : vésiatoires sur les parties de la peau le plus enflammées ; onctions avec l'axonge fraichement préparée, enfin, hors les cas d'intensité, compression.

ROSÉOLE : température douce, repos et boissons délayantes.

ROUGEOLE : lit, boissons adoucissantes et pectorales. Si

III. Roséole.

Roséole nous vient du mot *roseola ;*

C'est une simple tache, et jamais plus que ça.

Atteint-elle l'enfant ? c'est *idiopathique ;*

L'excès du copahu la rend *symptomatique ;*

Spéciale, elle advient avec le choléra,

Le rhumatisme aussi, la goutte, *et cætera.*

IV. Rougeole.

La *rougeole* est un mal qui dit petite peste;

---

lors de la disparition des boutons, la fièvre, la dyspnée et la péripneumonie menacent, décoctions pectorales, puis purgation vers le 12ᵉ jour de l'invasion.

SCARLATINE : même traitement que pour la rougeole, ni saignées, ni sudorifiques, ni purgations, ni cordiaux. Au cas d'embarras gastrique provoquer les vomissements. S'il y a inflammation à la gorge : sangsues, cataplasmes et gargarismes adoucissants, enfin frictions avec de la flanelle imprégnée de vapeurs aromatiques.

URTICAIRE : Expectation, ou saignée pour les cas compli-

Pendant sept à huit jours, sur le malade il reste,

Tantôt noir, boutonné, sans nulle éruption ;

Avec marques de puce et desquammation .

Au début, il produit la fièvre et l'ophthalmie,

La bronchite, la toux, ce tourment de la vie.

Sur la face et le cou, bientôt envahissant,

Il passe à la poitrine en forme de croissant ;

Enfin l'écaille arrive, elle est furfuracée;

La peau, dès ce moment, en rien, n'est menacée.

VI. Urticaire.

Urticaire (*urtica*) donne certain prurit,

Qui toujours s'exaspère à la chaleur du lit ;

Sa fièvre, en ce moment, prend le nom d'ortiée,

Et sa cause, il nous faut, pour en trouver l'idée,

Interroger la moule et les œufs de poisson,

Enfin tout irritant renfermant un poison.

---

qués, boissons acidules, lotions adoucissantes, bains frais
pour la forme aiguë. Bains alcalins et laxatifs répétés pour la
forme chronique.

SECOND ORDRE.

VÉSICULES.

MILIAIRE, — ECZÉMA, — GALE, — ET HERPÈS.

VÉSICULE, latin dit petite vessie,

Alors on voit la peau de liquide remplie ;

Ce liquide est séreux et parfois transparent ;

Transparent, il s'enfuit, mais en se résorbant ;

Jaunâtre, il disparaît en petites lamelles

Ou croûtes qui toujours se séparent entr'elles.

Elle renferme en soi *miliaire*, *eczéma*,

Herpès, ainsi que *gale*. On ne cite que ça.

DEUXIÈME ORDRE.

MILIAIRE. Révulsifs : sinapismes et vésicatoires aux extrémités inférieures; frictions de thérébentine et d'ammoniaque,

I. MILIAIRE.

Miliaire, millet dont elle a ressemblance;
Va souvent transporter sa légère souffrance
Sur la femme qui donne au monde son produit.
L'épice ou la chaleur très fortement lui nuit;
Rouge, Quand sur rougeur se peint la vésicule,
Qui par points sur le corps en tout endroit pullule;
Sudamina, sitôt qu'on la voit, sans rougeur,
Limpide comme l'eau, gouttelette en grosseur.

II. ECZÉMA.

Eczéma vient du grec εξέω, je bouillonne,
La vésicule encor par plaque stationne
Sur la peau que l'on voit conserver sa couleur,
Ou dans un autre cas se couvrir de rougeur;

éméto-cathartique, lavements toniques excitants. — Dans la
marche rémittente : sulfate de quinine à la dose de 1 à 2
grammes; tisane douce et tempérante.

ECZEMA SIMPLEX : boissons rafraîchissantes et acidules,

L'*Aigu* : *simplex*, *rubrum*, même *impétiginodes*,

Donne trois variétés et non trois périodes :

Simplex, c'est le prurit sur un point de la peau,

Vésicules sans nombre en montrent le fléau ;

Rubrum, plus que simple, appelle des prodromes,

Pus âcre, excoriant, indique ses symptômes ;

De l'*impetiginode* on sait la gravité

Bien plus que le *Rubrum*, brun en sérosité,

Il concrète son pus en une croûte humide

Dont la tache qui reste en rien ne se fétide.

Chronique, l'épiderme est luisant et tendu,

Par un vésicatoire il a l'aspect rendu ;

Il exsude, parfois, l'humeur sanguinolente,

Parfois également la séro-purulente.

Le derme très épais, le ganglion voisin

Accusent que le mal a rarement sa fin.

On compte encor chez nous plusieurs autres Eczèmes :

---

lotions mucilagineuses et narcotiques, cataplasmes de fécule,
bains tièdes, simples, puis alcalins ;

   Rubrum et impétiginode: même traitement, plus saignée s'il
y a fièvre: autant que possible, la pratiquer pendant l'apyrexie.

Gale des cuisiniers due aux chaleurs extrêmes ;

Celle des épiciers et *celle des maçons*

Dont le mal par la cause atteint les *Forgerons* ;

Hydrargyrique, alors qu'il nous vient du mercure ;

Teigne muqueuse, enfin, terminant en furfure.

La dernière nous offre un aspect tout croûteux

Aux aiselles, aux mains, à l'oreille, aux cheveux.

II. Herpès.

Herpès du grec ερπης, groupe de vésicules.

Il t'atteint fortement quand sur toi tu cumules

Maintes malpropretés, coït ou frottements,

Fièvre, ainsi que catharre, en sont les éléments.

S'il est éphéméride et laisse, après sa chute,

Taches teintes en rouge, indices de sa lutte,

"*Chronique :* bains tièdes, alcalins et gélatineux ; limonades minérales alcalines, avec addition de deux à 4 gr. de sous-carbonate de potasse par litre.

Herpès : Lotions d'eau fraîche avec addition de quelques

Il présente souvent maintes variétés :

Labialis, il siége aux lèvres, sur le nez ;

Le *prepucialis* se loge aux génitales

Et ses ampoules sont les phlycténoïdales ;

Irisé quand l'herpès se dispose en anneaux

Du centre à leur circuit par la rougeur moins beaux ;

Circinnatus dés lors que par sa vésicule

En taches se cerclant il paraît et pullule ;

Zona, le feu d'Antoine, est pris du grec ζωστης,

Zone vésiculeuse, espèce de l'herpès,

S'étendant par ceinture en rouge diaphane

De ligne rachidienne à ligne médiane.

III. GALE.

La *Gale* en grec ψωρα, nous dit éruption

---

gouttes de sous-acétate de plomb. — *Præpucialis vel pu-dendi.* — Avec extrait de saturne ; on recouvre les ulcéra-tions de charpie sèche.

Chronique : Lotions alcalinés, bains de vapeur alcalins et

Toujours vésiculeuse. Articulation,

Interstices des doigts reçoivent son image ;

Son prurit violent semble nous mettre en rage ;

On y trouve un insecte assez particulier,

Acarus Scabies, quel nom pour rimailler,

Il se loge, dit-on, comme au sein d'une cage,

Ou dans la vésicule ou dans son voisinage,

A travers un sillon, qu'on place sous la peau,

Touchant la vésicule et presqu'à son niveau.

Gale en variétés apparaît peu nombreuse :

Canine, on la dit sèche ou bien prurigineuse ;

Grosse, nous la nommons *scabies crassa* ;

De sa sérosité vient son nom d'*humida*.

Dans la malpropreté la gale prend son germe,

Plus souvent le contact la donne à l'épiderme,

Mais, dans ce cas alors pour l'incubation

Il faut quatre ou cinq jours au plus six, nous dit-on !

---

sulfureux laxatifs.

Zœna : Repos, bains tièdes, boissons acidulés, préparations d'opium, s'il y a insomnie ; s'abstenir de cataplasmes ou topiques pour éviter les ulcérations.

La gale qui naguère au seul bruit de son nom
Saisissait de dégoût, d'horripilation,
N'est plus, en ce moment, c'est loi dans la science,
Qu'une affection simple, un acte de présence :
A l'hospice St.-Louis, sa cause est sans appel
De par Denonvilliers, ce vrai roi du scalpel,
Et de par sir Hardy, son émule et collègue,
C'est plus un souvenir qu'un mal qu'elle nous lègue.

—

Cautérisation des vésicules au nitrate d'argent, et lors des ulcérations, pansement au cérat opiacé ou de saturne.

Gale : Pommade de Helmerich en frictions répétées, fumigations et bains sulfureux.

Laxatifs, purgatifs et antiphlogistiques.

TROISIÈME ORDRE.

BULLES

Divisées en PEMPHIGUS et RUPIA.

Bulle, de φλυειν, donne bouillonnement
Et marque de la peau le prompt soulèvement,
Sphérique par sa forme, ampoule nous l'indique,
La rougeur sur la peau par avance s'implique.
Pour ses variétés nommons-les, les voilà :
Le pemphigus, d'abord, et puis le *Rüpia*.

I. PEMPHIGUS.

Pemphigus, de πεμφος, se peint par la phlyctène,

PEMPHIGUS : *Aigu* : On donne simplement écoulement au

C'est aux membres surtout qu'il se porte et s'imprègne ;

Il se montre à la face, à la paume des mains,

Dans sa grosseur on sait qu'il varie en dessins

Entre lobe d'un pois et la circonférence

Qu'aux regards un œuf d'oie offre en sa corpulence ;

Dans sa marche il simule au deuxième degré

La brûlure qui cuit, le fait est démontré.

Aigu, l'éruption nous vient après malaise,

Prurit, anorexie ou bien fièvre sournoise ;

Taches d'érysipèle arrivent sur la peau

Où vient la vésicule en son triste fleau.

Chronique, la bulle alors crève et cède sa place

A tache lie-de-vin qui longtemps la remplace ;

La croûte est tantôt jaune et jamais d'un beau brun ;

La bulle est aplatie où bombée en son sein ;

---

liquide bullaire sans enlever l'épiderme, et on suit les moyens ordinaires antiphlogistiques.

Chronique : Traitement en raison des complications : diète lactée et ensuite toniques.

II. Rupia.

Rupia, de ρυπος, a reçu la naissance,
Bulle d'un rouge-vif dont la circonférence
Contient, bien qu'applatie, un liquide séreux ;
Son pus est puriforme et découvre à nos yeux,
Alors qu'il se dessèche, une croûte noircie
Qui s'ulcère à son tour sans menacer la vie.

Variétés.

Simplex, il apparaît sans inflammation ;
Proéminens, il est autre dans l'action :
Sa croûte, d'un noir brun, singe l'écaille d'huître
Et son pus visqueux peut obscurcir la vitre ;

Rupia : Pansement simple des bulles incisées : applications émollientes pour faire tomber les croûtes ; compression, cautérisation et pansement méthodique des ulcères qui succèdent aux bulles.

Escarotica, dit *pemphigus gangreneux,*

A chacun vient son mal, les enfants l'ont pour eux ;

Son liquide est noirâtre, et sitôt qu'il suppure

On se bouche le nez, fétide est sa nature.

Quand la bulle se crève, une ulcération

Et mollasse et fongueuse au fond se voit, dit-on.

QUATRIÈME ORDRE.

PUSTULES

IMPÉTIGO — ECTHYMA — ACNÉ.

PUSTULE, pustula, la tumeur signifie,

Le pus à son sommet nous la différencie

Du bouton que l'on voit sans suppuration,

Comme de la phlyctène où l'apparition,

D'un liquide séreux, sans mauvaise nature,

Du purulent jamais n'indique la figure ;

Phlyzaciée, à sa base est l'inflammation

Moins grosse, *psydraciée*, elle en manque, dit-on,

L'impétigo, l'acné et l'ecthyma pustules

Se distinguent entr'eux d'apèrs leurs vésicules.

I. Impétigo.

L'impétigo, qui vient en présentant, toujours,

Le cercle ou bien l'ovale en ses nombreux contours,

Se dit *figurata*; mais alors il chagrine

L'enfant qui fait ses dents et la femme à peau fine ;

S'il est disseminé, nous le nommons *sparsa*,

Cherche au cuir chevelu, aux membres; il est là.

Larvalis, c'est alors un masque sur la face,

Croûte de lait parfois peut en tenir la place :

Par sa pustule il est confluent et bénin

Et superficiel, c'est tout, partant, c'est bien ;

Porrigo favosa, dit teigne granulée,

IMPÉTIGO *aigu* : Même traitement que l'ecthyma ;

Chronique : Préparations sulfureuses en boissons, bains et douches ; puis bains et douches de vapeur simples.

Vésicatoires : Cautérisation par le nitrate d'argent ; enfin

Présente à nos regards, aussitôt qu'elle est née,

Chaque pustule ayant placé dans son milieu

A la croûte jaunâtre un flexible cheveux ;

Porrigo favus c'est, non la teigne faveuse

Mais bien celle qu'on dit teigne contagieuse ;

Sa croûte, déprimée en forme de godet,

Offre de la sécheresse en son cône complet.

II. Ecthyma.

Ecthyma, d'εκθυειν, qui rompre nous indique,

A pour cause, dit-on, la cause phlegmasique ;

Aigu quand l'ecthyma nous offre pour prodrome

La douleur lancinante et la pustule en dôme ;

Un point noir se dessine au haut de son sommet

Qu'une croûte très brune et prompte en son effet

Remplace en s'enchassant au fond de l'épiderme

---

préparations arsénicales (Arséniate de soude : 20 centigr.
dans 120 gr. d'eau distillée ; en administrer 12 gouttes à
4 gr. et plus par jour).

ECTHYMA : Bains et régime adoucissants ; laxatifs.

Et plonge la racine au sein même du derme ;

Il feint le furoncule et n'est pas lui, dit-on,

Vu qu'il n'a dans son sein jamais de bourbillon.

Le débauché honteux et le vieillard usé

Nous le présentent en eux bien caractérisé ;

Nous le trouvons encor chez l'homme, sans vergogne,

Par ce mot, disons le, nous entendons l'ivrogne.

III. Acné.

Acné, du grec αχνη, démontre la vigueur,

Ou d'α l'augmentatif et de χνημι, l'ardeur.

Il s'attaque souvent au front comme au visage,

Sternum et scapulum en reçoivent l'image.

Quand l'ardeur est chronique à l'acné cuminé

Pour siége il faut chercher follium sébacé ;

Chronique : Moyens généraux en raison de ces causes.

Acné : (*Couperose, sycosis* ou *mentagre*) régime doux et lotions avec des décoctions, ou des eaux aromatiques de roses, de lavande, de sauge ou même avec de l'eau très chaude

La marque, après sa chute, est l'induration
Dite tuberculeuse en sa formation ;
On y rencontre aussi certaines cicatrices
Qui découvrent du mal la nature et les vices.
De ses variétés, outre le *punctata*,
Sebacea d'abord et puis l'*indurata*.
Le *rosace* mérite aussi que tu le nommes,
Couperose est son nom chez le commun des hommes ;
Sur la femme à ces traits reconnais ce dernier :
Il l'attaque surtout, et c'est particulier,
Quand arrive l'instant de l'époque critique,
S'injecte et puis s'indure en s'hypertrophiant
Par plus d'un mamelon inégal, repoussant.
Puis, de la variole il complique le mal,
Et présage parfois l'engoûment viscéral.

à laquelle on ajoute par 500 gr. une cuillerée de la solution suivante : Alcool ou eau de Cologne 100 gr. deuto-chlorure de mercure 10 gr.

CINQUIÈME ORDRE.

PAPULES

Divisées en PRURIGO et LICHEN.

La PAPULE se peint sous forme d'élevure,
Nulle sérosité n'indique sa nature ;
Son écorce durcie apporte un tel prurit
Que sitôt qu'on le sent, jamais on ne sourit,
Et pour tracer enfin son dernier caractère,
C'est par squammes, dit-on, que finit sa carrière.
Lichen et Prurigo font sa variété
Qu'on divise tous deux en plus d'une unité.

I. LICHEN.

Lichen nous apparaît, à ce que dit Grisolle,

LICHEN et PRURIGO : cèdent aux bains simples ou
alcalins prolongés.

Professeur éminent, dont le nom fait école,

Sous forme d'élevure agglomérant son mal

Par la chaleur du lit et l'excitant fatal

Des boissons que l'on peint sous nom de stimulantes,

Qui soufflent dans le sang leurs ardeurs dévorantes,

Ses maux en leurs effets, plus chroniques qu'aigus,

Sont dits tantôt *simplex* et tantôt *agrius :*

Simplex, vous le voyez sur le tronc, sur la face,

Sous l'aspect du millet le lichen se trace ;

Chroniqne, à sa papule, il offre les couleurs

Des téguments, dit-on, et ses propres tumeurs

De mille aspérités s'hérissant dans leur cours

Demeurent sur la peau de vingt à trente jours.

L'éruption commence, une autre lui succède,

C'est ainsi que souvent le lichen procède.

On voit encore la peau par épaississement

S'indurer, s'excorier, fuir en s'exfoliant.

C'est aux membres souvent que le mal se place,

Au dos des mains, surtout, vous en trouvez la face.

Boissons : Les toniques, les amers, les sudorifiques et les ferrugineux.

Le *lichen-agrius* peut être primitif

Ou du simple parfois se montrer successif ;

Sa miliaire papule a pour fond l'érythème,

Qu'après l'éruption on voit subsister même ;

Bien loin de diminuer après quatre ou cinq jours,

Comme dans le *simplex*, les accidents ont cours :

Il s'ulcère au sommet, le pus qui s'en échappe

En croûte jaune et molle indique où le mal frappe.

Sa fin a lieu par squamme en dix jours, ou deux mois.

Quand il atteint le plus la peau dans ses parois.

Le *lichen-strophulus* chez l'enfant se décèle

(Alors que ce dernier se pend à la mamelle),

Par une éruption générale, en son cours,

De papules qu'on voit se retracer toujours

Plus rouges que la peau, parfois mêmes plus blanches,

Sur tout le corps entier, sans épargner les hanches ;

Pilaris, l'entêté, pour siége prend l'endroit

Où le poil corné s'accumule et s'accroît ;

Circonscriptus il est, sous forme irrégulière ;

Graves : Bains sulfureux, gélatineux : fumigations émollientes et narcotiques : — Lotions, froides ou très chaudes.

Par groupes circonscrits, d'un aspect circulaire.

Lividus, dit lichen du membre inférieur,

Se colore toujours en livide couleur ;

Sa papule, enlacée avec la pétéchie,

Nous démontre combien le lichen varie;

Urticatus advient au sein de la chaleur

A l'enfant dont le sang éprouve trop d'ardeur.

II. Prurigo.

Prurigo, pruritus, prurit insupportable,

Dépose sa papule, en nombre fort peu stable,

A l'épaule et parfois même à l'occipital,

Voire même à l'endroit que l'on dit génital ;

Sur la partie externe à tout membre il s'attaque.

Notre œil de ce bouton peut découvrir la marque,

Bien qu'il ait de la peau la teinte ou la couleur ;

Ainsi que le lichen, il doit à la chaleur

L'exaspération dont il est susceptible :

C'est ce que reconnaît tout médecin habile.

---

alcalines ou mercurielles : — Onctions de pommades astringentes, ou d'onguent napolitain aux cas pédiculaires.

Formicans par ce mot on comprend que le mal
Doit cacher dans son sein un prurit infernal :
Dans le monde il provoque, ô honte de la vie !
La blanche leucorrhée et la nymphomanie ;
De lui nous vient encor la masturbation
Quand au lieu génital le mal fait station.
Senilis, c'est aux pieds qu'il atteint la vieillesse ;
Plus d'un insecte alors s'agglomère et se presse
Sur le corps décharné du vieillard malheureux
Dont l'espoir disparaît, tant le mal est affreux.

SIXIÈME ORDRE.

SQUAMMES.

LÈPRE — PSORIASIS — PITYRIASIS — ICTHYOSE.

SQUAMME, latin squama, pour chacun dit écaille ;
Ce mal est sur la peau, c'est elle qu'il travaille.

LÈPRE : A *l'intérieur* : Préparations arsénicales ; teinture de cantharides ; — deuto-chlorure de mercure ; — eau de goudron.

Il a pour caractère, et pour distinction
Un état dit chronique en l'inflammation ;
Une matière aussi, substance inorganique,
Lamelleuse, à la peau, d'un gris-blanc se complique
Et se montre toujours friable en son produit ;
L'inflammation reste où la croûte s'enfuit.
Le pityriasis, la lèpre, l'icthyose,
Et la psoriasis en compliquent la chose.

I. Lèpre.

La *lèpre*, en grec écaille au mot, λεπις, est pris,
Dartre furfuracée à bords hauts, arrondis,
Se déprime à son centre où s'incruste une écaille,
Espèce de paillette, élargissant sa taille,
Chaque fois qu'elle tombe et qu'une autre, à son tour,
Vient à lui succéder comme la nuit au jour.
Les coudes, les genoux, les membres lui font place ;

— Régime doux et diète lactée.

A l'extérieur : Bains prolongés : — Onctions mercurielles, et surtout de pommade de goudron.

De là sur tout le corps va s'imprimer sa face
En rouge, pâle et blanc, variante en couleurs,
Sous ces noms différents on nous peint ses ardeurs :
C'est l'*Alphos* quand elle a la teinte pâlissante,
Mélas, elle est noirâtre, et *Leucé* blanchissante.

II. PSORIASIS.

Psoriasis, d'abord, se montre à ton regard
Elevure solide, apparaisssant plus tard
En plaque se former nacrée et chatoyante
Sur la peau, nous dit-on, un peu proéminente ;
Quand ce mal a frappé le membre d'un lépreux,
On dit que d'un vieil arbre il a l'aspect rugueux.

III. PITYRIASIS.

Pityriasis, son, que πιτυρον explique,

PSORIASIS : Même traitement que la lèpre.

PITHYRIASIS : Bains adoucissants : — régime très sévère ;
s'il est au cuir chevelu, cataplasmes et lotions alcalines, et

Dit inflammation avec état chronique ;

Par taches on le voit peint en rose couleur,

Si petites que l'œil saisit mal leur grandeur ;

En squamme furfuracée et dite permanente,

Recherchez-moi sa fin, pour avoir bonne attente ;

Où se place le poil il aime à se placer,

Sans doute qu'il a honte et voudrait se cacher.

IV. Icthyose.

Icthyose, d'ιχθυς, poisson par ressemblance ;

Il est dur en sa squamme et gris-blanc d'apparence ;

Quelquefois, dépouillant cet aspect tout squammeux,

Par plus d'un appendice il contriste les yeux ;

Sous cette forme alors la sottise féconde

Jugeant que le malade en se montrant au monde

Sous ses traits hérissés devait perdre son nom

Le nomma porc-épic, et de par sa raison !

---

onctions émollientes.

Icthyose : Goudron, bains répétés et prolongés, vésicatoires et régime sévère sont ordonnés.

SEPTIÈME ORDRE.

TUBERCULES

LUPUS-ELEPHANTIASIS — FRAMBOESIA.

Le mot *tuberculum* nous donne *tubercule*
Qu'on peut envisager comme un vrai corpuscule
D'un blanc sale ou jaunâtre, ayant et fermeté
De l'albumine concrète et friabilité.
Quand s'altère chez nous la liqueur perspirable

LUPUS : Son traitement est avant tout local : modifier la
vitalité des parties affectées par l'emploi de substances irri-
tantes et même caustiques.

— Au début, onctions de pommades à l'azotate-d'argent,

Prenez le pour produit, c'est fait appréciable
Ses genres : *moluscum, elephantiasis,*
Frambœsia, lupus, avec le *sycosis.*

I. Lupus.

Le *lupus,* qu'on dit scrofule cutanée,
Est l'inflammation bien caractérisée
Sous le nom de chronique ; il présente à nos yeux
Des gonflements épars ou réunis entr'eux ;
Exedens, sous sa croûte on découvre sa trace ;
Il s'ulcère et dévore aux lieux où il se place ;
Il s'attaque à la femme ainsi qu'aux jeunes gens
Sitôt que d'hygiène ils sont par trop manquants.
C'est aux ailes du nez, comme à tout orifice
De la face, qu'on voit que se complaît son vice.
Son effet est local, par là, j'apprends à tous
Que le reste du corps se soustrait à ses coups.

---

au proto et au deuto-iodure de mercure ; et application du
styrax liquide.

— Douches de vapeur simplement aqueuses ou aromatiques.

Peignons sa cicatrice : Elle a par sa nature

La bride irrégulière, indice en la brûlure.

Lupus-non-exedens présente sur la peau,

Sans ulcération, un moins triste tableau :

L'épiderme par lui se durcit et s'altère

Lorsqu'il est *isolé*, sa tumeur vasculaire,

Se plaçant sur la joue, y stationne longtemps,

On la trouve, en effet, après deux ou trois ans ;

Mais lorsqu'il est *grouppé*, tu vois le tubercule

Qui petit en grosseur en son lieu s'accumule.

Il attaque la nuque et la face et le cou,

Tout membre le reçoit, j'y comprends le genou,

Et cela sans jamais laisser aucun ulcère,

Dans la peau seulement son mordant s'invétère.

C'est *Serpiginosus*, que tous nous le nommons ;

S'il étend son circuit, soudain nous le voyons

S'affaisser vers le centre et bientôt disparaître

— Compression : — Après avoir, par des cataplasmes émollienst, fait tomber les croûtes, cautériser les ulcères par le nitrate d'argent et de mercure, la poudre de Dupuytren, la pommade au chlorure de zinc, le caustique de Vienne.

Par squamme furfuracée en perdant de son être,

Car il conserve encor, alors qu'il s'est squammé,

L'aspect de la brûlure à son premier degré.

Dans ce cas, on remarque imprégnés sur sa couche

Des points d'un rouge-jaune, alors la peau qu'il touche

Laisse voir à nos yeux la forme inflammatoire

Toujours persévérante; à cela l'on peut croire.

II. Elephantiasis.

L'*elephantiasis* a deux noms différents :

L'un dit Grec, l'autre *Arabe*, et tous deux malfaisants;

Glandulaire-barbade également s'applique

Au dernier dont l'aspect pour un chacun s'explique

Par l'altération en progrès primitifs,

Suivis des accidents qu'on dit *consécutifs :*

L'altération, c'est au système lymphaire

— Boissons amères.

Elephantiasis : Lors de l'apparition des taches, les combattre par les liniments excitants et les vésicatoires volants; lors de la tuberculisation: pommades résolutives, douches de

Des membres ; les *derniers* au tissu cellulaire

Font sentir leurs effets aussi bien qu'à la peau,

La dégénérescence en marque le fléau.

Elephantiasis qui d'ελεφας se tire,

Par le mot éléphant chez nous doit se traduire,

Attendu que ce mal nous offre des tumeurs

Qui par leur gonflement , même par leurs couleurs

Représentent assez bien ce qu'éléphant nous montre ;

Lèpre tuberculeuse au mal vient se confondre ;

Lèpre du moyen-âge aussi peut l'indiquer ;

Mais pour le bien comprendre il le faut expliquer :

Avec ou sans prodrôme on connaît qu'il débute,

Au changement partiel la peau se trouve en butte,

J'entends dans sa couleur ; son aspect est hideux

Avec sa tache fauve au bronze tout huileux.

Aux oreilles, au nez, aux lèvres, à la face

On voit le tubercule aller prendre sa place ;

---

vapeurs aqueuses, bains alcalins et cautérisation.—*A l'extérieur :* sudorifiques, préparation arsénicales et teinture de cantharides, enfin soumettre les malades à un bon régime et avant tout les expatrier ou changer d'air.

Dessus ou sous la peau large, et violacé

Sur les traits qu'il déforme on l'aperçoit tracé ;

Quand son éruption va provoquer la bouche

Au pharynx, au larynx redoutez qu'il ne touche :

Eteinte et altérée en cet instant fatal,

La vie en vains efforts lutte contre le mal ;

Mais s'il vient à la peau, si son ardeur s'enflamme,

Tu peux de tout effroi débarrasser ton âme.

III. Framboesia.

Frambœsia, l'epian, a dit l'Américain,

A l'aspect de la mûre et n'en est pas plus sain ;

Par végétations s'offre ce tubercule ;

Il se *groupe* ou s'*isole* et dès lors il macule.

Du docteur Langlebert suivez-vous les leçons ?

De ce mal vous savez les dispositions.

Et onctions de pommades au proto et au deuto-iodure de mercure, puis cautérisation si le tubercule ne se dissoud pas. — Ablutions chlorurées pour éviter, comme dans le charbon, le farcin et la morve, la contagion.

Nul autre, mieux que lui, n'apprit à les décrire,
Mais Ricord fut son maître, il suffit, c'est tout dire !

FRAMBOESIA : Bon régime auquel on associe les amers, le kina et les ferrugineux.